AF234198

LES
DANGERS DE LA TRICHINOSE

ÉTUDIÉS

AU POINT DE VUE DE L'HYGIÈNE PUBLIQUE

et de la police sanitaire.

Par M. A. ZUNDEL

VÉTÉRINAIRE SUPÉRIEUR D'ALSACE-LORRAINE
CORRESPONDANT DE LA SOCIÉTÉ CENTRALE VÉTÉRINAIRE DE PARIS
DE LA SOCIÉTÉ DE MÉDECINE VÉTÉRINAIRE PRATIQUE
MEMBRE HONORAIRE DU COLLÉGE ROYAL VÉTÉRINAIRE DE LONDRES, DES INSTITUTS
VÉTÉRINAIRES DE DORPAT ET DE KASAN
DES SOCIÉTÉS VÉTÉRINAIRES D'AUTRICHE, DE BELGIQUE, DE WURTEMBERG ET DE BADE
DE LA SOCIÉTÉ INDUSTRIELLE DE MULHOUSE ET MEMBRE CORRESPONDANT
DE LA SOCIÉTÉ D'AGRICULTURE DE TURIN

PARIS

TYPOGRAPHIE DE Vᵉ RENOU, MAULDE ET COCK

144, RUE DE RIVOLI, 144

1881

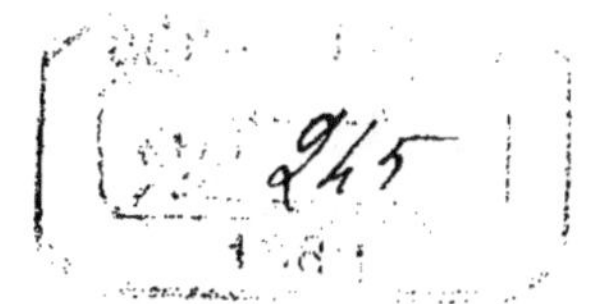

LES

DANGERS DE LA TRICHINOSE

Ayant été un des premiers à parler de la trichine et de la trichinose en France, au moins dans le monde vétérinaire (*Journal de médecine vétérinaire*, publié à l'École de Lyon, 1864, p. 201 et 309), nous nous croyons le droit et même le devoir d'en reparler, maintenant qu'il s'est fait, en France notamment, une certaine agitation, nous n'osons dire une panique, autour de ce parasite microscopique et de la maladie qu'il peut engendrer. Le sujet a pris une actualité qu'il aurait déjà dû prendre il y a un certain nombre d'années, à l'époque du voyage que MM. Delpech et Reynal firent en Allemagne. Nous ne sommes pas de l'opinion de l'*Écho de Sociétés vétérinaires*, qui disait récemment (1880, p. 761) qu'il faut qu'une idée ait été acceptée en tout pays avant qu'elle obtienne ses lettres de naturalisation en France; mais nous pensons que si les dangers de la trichinose ont si subitement effrayé les populations en France, c'est que la question a été exploitée par les apôtres des idées protectionnistes (1), qui ont profité de la prétendue

---

(1) Comme preuve de ce que nous avançons, de l'exagération donnée au sujet, nous citerons au hasard un article du journal *la Ligue de l'Agriculture*, du 27 février dernier, où, à la p. 106, sous le titre : *Sept cent mille porcs, victimes de la trichine,* nous lisons : « Les journaux de Londres publient une lettre du consul de Philadelphie, qui montre combien étaient urgentes les mesures que le gouvernement vient de prendre au sujet des importations de viandes de porcs américains. Dans cette lettre, adressée à lord Granville, M. Georges Crump raconte qu'une maladie qu'on appelle le choléra des porcs, et qui n'est *sans doute* que la trichinose, a fait périr 700,000 porcs rien que dans l'Indiana cette année. Il est des industriels peu scrupuleux, en Amérique comme ailleurs, et plus d'un a sans doute mis en circulation des

découverte d'un mal nouveau, pour renverser la conviction qu'on s'était faite en France que la trichinose n'est à craindre que là où l'on mange la viande de porc crue. L'opinion a été tellement tournée, que le ministre de l'agriculture a dû présenter à la signature du Président de la République un arrêt d'interdiction pour l'importation des viandes de porcs salées provenant des États-Unis d'Amérique, arrêt qui se trouve en contradiction avec les idées de M. Tirard en matière d'alimentation et de liberté commerciale.

Par la situation un peu cosmopolite que nous avons su prendre dans le monde vétérinaire, comme par notre situation officielle auprès du gouvernement d'Alsace-Lorraine, nous avons été à même de suivre à peu près tout ce qui a été dit et écrit à propos de cette maladie, relativement nouvelle, et nous avons surtout pu nous faire une opinion sur les dangers d'infection par ce parasite, comme aussi sur l'utilité et l'efficacité des mesures qu'on a proposées ou ordonnées en divers pays. Tel paraît être aussi l'avis des nombreux confrères de France et d'autres pays, qui nous demandent notre avis, voire même des conseils en l'occurence. Ce sont les nombreuses lettres qui nous ont été adressées en ces derniers temps, qui nous ont surtout décidé à traiter ici, un peu *in extenso*, des dangers de la trichinose ; nous traiterons moins de la nature intime de la trichinose, de l'histoire naturelle du parasite, que de la police sanitaire qui doit lui être opposée et des exigences de l'hygiène publique. Nous allons examiner froidement, et avec des documents de divers pays, quels sont les dangers réels de la trichinose et surtout si réellement le porc d'Amérique menace la santé de nos populations. Dès maintenant nous pouvons dire que ces nématoïdes visibles à la loupe ou au gros-

---

viandes de porcs ainsi frappés.... D'assez nombreux cas de trichinose ont été observés sur des personnes ; *deux* en sont mortes à Milwaukee et à Chicago. Un cas survenu dans le Kansas caractérise la maladie. Un cultivateur était malade et maigrissait. Il consulte un médecin qui trouve en lui des trichines. Les vers existaient par milliers dans son corps et *sortaient par les pores de la peau. Il les sentait se mouvoir dans son corps et dévorer sa substance.* La maladie lui est venue en mangeant des saucisses... Détail qui montre combien la fraude peut devenir criminelle : ce n'est pas seulement à Paris qu'on falsifie le beurre avec du lard et du saindoux. La chose se pratique en grand en Amérique, et *il est arrivé que la trichinose s'est communiquée par du beurre falsifié* avec des éléments pris sur un porc mort de la maladie. » Quand on écrit de sang-froid de pareilles inepties, on mérite fort de ne pas être pris au sérieux.

sissement de 30 à 50 seulement, sont de beaucoup moins dangereux que les bactéries du charbon, que les tubercules de la phthisie ou que les infiniment petits qui causent les affections typhoïdes. Pour un cas de trichinose de l'espèce humaine, les relevés de mortalité de nos grandes villes, malheureusement aussi de nos campagnes, portent environ mille cas de personnes qui ont succombé à l'infection typhoïde et un plus grand nombre qui sont morts de la tuberculose.

Mais revenons à la trichine, laquelle n'est connue que depuis environ un demi-siècle, car c'est en 1832 que Hilton, Paget et Owen la découvrirent presque simultanément sur des cadavres humains. C'était alors ce que nous appelons aujourd'hui la trichine musculaire, c'est-à-dire l'être agame, long d'environ un millimètre, qui est enroulé dans un kyste logé dans les interstices des fibres musculaires. Divers savants, Gürlt notamment, découvrirent la trichine dans la chair d'autres animaux, et, dès 1847, Leidy la déclara commune chez les porcs d'Amérique. Cependant on n'avait pas encore observé que les trichines fussent capables de produire un état maladif chez l'homme et on était porté à considérer cet helminthe comme tout à fait inoffensif; on l'avait toujours trouvé enkysté, on ignorait son origine, son mode de production et de reproduction.

En 1844, Dujardin et de Siebold reconnurent cependant que la trichine musculaire est un être imparfait, n'ayant que des organes génitaux rudimentaires; ils considéraient ce parasite comme un être qui s'est égaré dans sa route, comme un nématoïde qui a fait faux chemin et n'a pas pris son développement complet parce que le milieu où il est arrivé n'est pas celui qui lui convient; c'est sur ces indications qu'on admit un moment que le parasite des kystes musculaires est l'analogue, peut-être la larve du *trichosomum* ou du *trichocéphale*. Kuchenmeister, Virchow et Leuckart se livrèrent surtout à des recherches scrupuleuses, et, dès 1858, le dernier de ces observateurs trouva, dans les intestins de souris auxquelles il avait fait avaler des trichines enkystées, ces trichines sorties de leurs enveloppes et ayant acquis un volume plus que double du primitif; plus tard il constata que les femelles devenues adultes (trichines intestinales) dans les intestins d'un chien, ne pon daient pas des œufs, mais bien mettaient au monde des embryons tout vivants, c'est-à-dire qu'elles étaient ovo-vivipares.

Virchow, en 1859, constata également que des trichines qu'il avait fait avaler à des chiens non-seulement avaient augmenté de volume dans leurs intestins, mais y étaient arrivées à l'état d'animal parfait, c'est-à-dire que les unes avaient donné des mâles et les autres des femelles remplies d'œufs. Mais ces études sur la trichine n'avaient uniquement satisfait jusque-là qu'un intérêt de pure curiosité zoologique; on ne se doutait nullement des dangers que ce parasite pouvait faire courir.

Ce n'est qu'en 1860 que M. Zenker, de Dresde, observa des trichines musculaires à l'état de liberté, non enkystées, en faisant l'autopsie d'une ménagère morte à Plauen, d'une invasion de ces parasites, qu'il attribua à l'usage de la viande crue d'un porc qu'on venait de tuer; le charcutier lui-même et d'autres personnes s'étaient trouvés malades pendant quelques semaines et le microscope avait fait retrouver des trichines enkystées dans la chair du porc lui-même. Les travaux zoologiques de M. Leuckart, les nombreuses expériences qu'il fit sur les espèces les plus variées d'animaux, complétèrent bientôt nos connaissances d'histoire naturelle relative à la trichine et cette histoire se montre, en moins de trois mois, à peu près telle que nous la possédons aujourd'hui.

Animal parfait quand elle vit dans l'intestin de l'animal qui a dégluti la trichine musculaire et quand le kyste a été dissous par le suc gastrique, elle n'a sous cet état qu'une existence pour ainsi dire éphémère; dès qu'elle s'est livrée à la fonction de la reproduction, elle meurt et ses jeunes, qui viennent vivants au monde, n'ont rien de plus pressé que de quitter les intestins pour aller à travers les parois de ceux-ci et par les poches séreuses pénétrer dans le tissu musculaire, en traversant le tissu cellulaire; ce sont les muscles striés que ces parasites recherchent et leur migration ne s'arrête que quand ils se heurtent à quelque tendon ou à un os, ou bien quand les embryons ont pris le développement voulu. Alors le sarcolemme des muscles, l'espèce d'exsudation plastique que leur présence provoque, forme une première enveloppe, laquelle devient peu à peu le kyste dans lequel la trichine s'enroule en spirale et reste souvent bien longtemps, comme une larve,

à attendre qu'elle puisse redevenir être parfait. Ces recherches de
M. Leuckart, combinées à celles de MM. Virchow, Laschka, Küchen-
meister, Cohnheim, Gerlach, Haubner, Boehler, Kestner, etc., ont
prouvé que les trichines sont de tous les helminthes, si ce n'est les plus
dangereux, du moins les plus répandus et presque les plus nombreux.

Depuis la découverte de M. Zenker, on a constaté en Allemagne plusieurs décès, isolés ou multiples, à la suite de l'usage de la chair de
porc trichineux. MM. Bœhler et Kœnigsdœrfer furent cependant les
premiers qui signalèrent la trichinose comme endémique. Praticiens à
Plauen (royaume de Saxe), conséquemment prévenus de la découverte
de M. Zenker, ils observaient depuis quelque temps une affection offrant
à la fois les symptômes du rhumatisme, de la gastralgie, du typhus, etc.
Ils se décidèrent à examiner la chair des malades ; les gencives n'ayant
rien fourni, ils prirent sur trois malades une petite portion du tissu
musculaire, par une opération presque sous-cutanée, et ils eurent la
chance de trouver dans la chair des trois individus les trichines qu'ils
soupçonnaient. On put reconnaître sous le microscope les petits animaux encore vivants, cherchant à s'enkyster, et l'on eut ainsi la preuve
d'un état pathologique encore non observé jusque-là.

Cette découverte des médecins de Plauen, combinée qu'elle était aux
observations de MM. Leuckart, Virchow et autres, et surtout à la con-
statation de la même infection dans d'autres parties des provinces
saxonnes, occasionna dans toute l'Allemagne, surtout dans l'Allemagne
du Nord, une panique extraordinaire ; la viande de porc baissa un moment tellement de prix, qu'on l'achetait à moitié de sa valeur ; les
populations refusèrent en certains endroits d'user de leurs salaisons de
ménage ; partout on ne voyait que le danger de la trichinose.

Nous avons rendu compte de cette panique dans nos travaux de 1864
et nous sommes presque porté à la comparer à celle que vient de produire en France la découverte faite par M. Leclerc des trichines dans
les jambons et autres salaisons d'Amérique.

Depuis le cas de Plauen, il y a eu plusieurs épidémies ou plutôt des
endémies de trichinose, notamment en Saxe, dans le Brunswick et en
Prusse. Les faits les plus notoires sont en ordre de date : celui de Hett-
stedt, village des environs de Magdebourg, où 135 personnes, dont 31

— 8 —

moururent, furent presque simultanément affectées de trichinose en
1863; à Burg (Thuringe), il y eut la même année 4 décès sur 30 malades; à Hedersleben, en 1865, 337 personnes tombèrent malades, sur
une population d'un peu plus de 2,000 habitants; 163 moururent. En
1870, à Eclau en Saxe, 89 malades dont 7 moururent. Trois ans plus
tard, à Chemnitz (Saxe), sur plus de 188 malades l'on ne constata pas
de décès; mais, en la même année 1873, à Magdebourg, sur 237 malades
l'on compta 17 morts; en 1874, à Linden, sur environ 200 malades,
56 morts. En 1878, la trichinose fut constatée dans un faubourg de
Berlin (le Rosenthal), où sur 102 personnes malades il y en eut 8 qui
moururent; la même année, à Reinsdorf, près Mersebourg, on compta
15 morts sur 30 malades; en 1879, à Kullstedt, sur 33 malades, et à
Francfort-sur-l'Oder, sur 93, il n'y eut pas de décès. En mai 1880,
sur 11 personnes atteintes de trichinose à Cassel, 5 moururent, et en
novembre, sur plus de 90 malades, il n'y eut qu'un seul décès; au com-
mencement de cette année 1880, à Dusseldorf, sur 20 personnes malades, il y a eu 4 morts.

Il ne se passe pas d'année, nous dirions presque pas de mois, où l'on
ne signale des cas de trichinose dans l'Allemagne du Nord et dans celle
centrale, et cela malgré l'inspection microscopique qui y est pratiquée
en grand. D'après le rapport de M. Eulenberg, on a observé dans le
royaume de Prusse, en 1878, chez l'homme, 234 cas de trichinose,
dont 34 mortels; il est vrai d'ajouter que sur ces 234 cas, 102 ont été
observés dans des localités où l'inspection microscopique des viandes
de boucherie n'existe pas.

Dans le royaume de Saxe, on a fait le relevé suivant des cas de trichinose chez l'homme :

En 1860, la trichinose s'est montrée en 1 localité sur 2 malades, dont 1 décès.

Année	localité	malades	décès
— 1862	2	25	1
— 1863	4	48	2
— 1864	2	4	»
— 1865	5	106	2
— 1866	»	»	»
— 1867	2	35	1
— 1868	4	81	»
— 1869	2	12	»
— 1870	2	101	7
— 1871	2	54	1
— 1872	2	147	1
— 1873	3	188	»
— 1874	4	193	2
— 1875	»	»	»
— 1876	6	271	1

En seize années, dans 39 localités, il y a donc eu 1267 cas de trichinose, dont 19 mortels.

La trichine est donc fréquente dans l'Allemagne du Nord et elle y a été plus souvent observée que partout ailleurs, sans doute parce que dans aucun pays on ne la recherche avec autant de soins; nulle part, aussi, il n'y a autant la fâcheuse habitude de manger la viande de porc crue, insuffisamment cuite et incomplètement fumée. Dans les provinces saxonnes, surtout dans les centres industriels, la population se fait un régal de manger, sur une tranche de pain, une pâte faite avec du porc cru finement hâchée, mêlée d'oignon, de fines herbes, d'un peu de sel ou de poivre. Les charcuteries les plus recherchées dans le nord de l'Allemagne sont celles faites avec du porc à peine fumé, à peine cuit ou rôti, afin qu'il ait tout son jus. Nulle part autant que dans cette partie de l'Allemagne, on aime autant les jambons crus, dits de Westphalie, de sorte que les marchés y sont encombrés de jambons fumés ou saumurés d'Amérique. C'est cet usage trop fréquent de porc cru qui cause la trichinose dans ces pays et l'infection est produite tout aussi souvent par les porcs indigènes que par la viande des porcs d'Amérique. C'est souvent après un repas de famille, une fête où l'on a mangé quelque grande pièce, où l'on a préparé beaucoup de saucisses, où l'on n'a pas eu le temps de cuire à fond, c'est après ces repas en commun, qu'on voit fréquemment un certain nombre des convives tomber malades en même temps, au bout de quinze jours à trois semaines, et être atteints de la trichinose.

Grâce à l'inspection microscopique organisée dans presque toute la Prusse, l'on a des chiffres assez exacts sur la fréquence de la trichinose sur le porc; voici ces chiffres empruntés aux rapports de M. Eulenberg. En 1876, sur 1,728,595 porcs tués, on a compté environ 800 trichineux, soit 1 sur 2,160 porcs; en 1877, sur 2,057,272 porcs, on n'en a compté que 701, soit 1 sur 2940: en 1878, sur 2,524,105 porcs on en a compté 1222, soit 1 trichineux sur 2100; enfin, en 1879, sur 3,164,656, on en a trouvé 1938, soit 1 sur 1665 (1). — Dans ces chiffres ne sont pas compris les trichines trouvées dans le porc salé d'Amérique; en 1878, en Prusse, on a trouvé de ces parasites dans 965 morceaux de salaison d'Amérique et dans 3129 en 1879. — La proportion

(1) En 1880, sur 3,342,303 porcs, on en a trouvé 2,284 trichineux, soit 1 sur 1400.

des porcs trichineux est très-variable suivant les contrées elles-mêmes de la Prusse ; ainsi on a trouvé 1 porc trichineux sur 149 porcs visités à Kœnigsberg, 1 sur 175 à Posen, 1 sur 207 à Francfort-sur-l'Oder, même 1 sur 70 à Ortelsburg, tandis que la proportion était de 1 sur 899 à Berlin, 1 sur 1580 à Cassel, 1 sur 3095 à Magdebourg, 1 sur 5018 à Hanovre, 1 sur 8313 à Erfurt et même 1 sur 14,408 à Lunébourg. — En dehors de la Prusse on a signalé à Rostock 1 sur 340 (1), à Schwerin 1 sur 550, à Gotha 1 sur 1800, à Halle 1 sur 3000, à Brunswick 1 sur 5000. Pour le royaume de Saxe, on a calculé qu'il y a 1 porc trichineux sur 180,000. A Gœrlitz, en Silésie, on a compté en 1876, sur 4099 porcs tués, 7 trichineux ; en 1877, sur 7254 porcs encore 7 trichineux ; en 1878, sur 7275 le même chiffre de 7 ; en 1879, sur 6800 porcs, 8 ; en 1880, sur 7088, 19.

Les trichines sont très-rares dans l'Allemagne du Sud ; cependant elles n'y manquent pas tout à fait et on prétend même que leur nombre tend à augmenter depuis que le marché de Berlin alimente non-seulement nos abattoirs, mais fournit des animaux à nos engraisseurs et même aux éleveurs. Nous avons vu le cysticerque de la ladrerie du porc être amené en Lorraine, notamment dans la plaine de Thionville, par des porcelets achetés à Berlin ; les mêmes jeunes animaux pourraient fort bien être aussi porteurs de trichines. Nous n'avons pas encore fait de constatations de ce genre en Alsace-Lorraine, mais notre collègue de Munich, M. Gœring, en a fait pour la Bavière, où, coup sur coup, l'on a signalé la trichinose sur l'homme dans la Franconie et sa plus grande fréquence sur le porc. En Bavière, on a constaté jusqu'aujourd'hui 97 cas de trichinose sur l'homme, dont 91 en Franconie et dans le Palatinat ; trois cas datent d'avant 1870, 10 cas de cette année-là, dont 8 observés à Erlangen ; 5 cas sont de 1873 et ont été observés à Spire, tout près de l'Alsace, causés par un porc indigène ; 72 cas appartiennent à l'année 1878, dont 8 à Hof, 30 à Bamberg (dont 1 mortel), 3 à Nurnberg, 4 à Treuchleingen, 19 à Marskleuten ; 7 cas ont été observés en 1879 à Burgsinn et ont amené 3 décès ; il y avait

---

en tout 8 épidémies dont 5 en 1878 ; toutes ont paru dues à de la viande de porc indigène.

L'on n'a encore signalé aucun cas de trichinose dans le Wurtemberg ; de même n'en a-t-on pas constaté dans le duché de Bade, ni en Hesse.

L'Alsace-Lorraine a vu la trichinose se montrer sur des militaires allemands une fois à Pfalzbourg, en 1876, et deux fois à Thionville en 1875 et 1876 ; les deux premières fois, en 1876, les soldats avaient reçu de la saucisse du pays (du Brandebourg) et chaque fois les six camarades qui se l'étaient partagée furent atteints par la trichinose. L'épidémie de 1877 fut plus considérable, surtout parce qu'elle a occasionné quelques décès ; 102 militaires furent malades et 7 en moururent ; sur 7 civils qui avaient partagé repas, 2 moururent aussi. L'on accusa d'abord d'avoir produit l'épidémie deux porcs indigènes, dont la viande avait servi à faire une salade spéciale ; mais une enquête ultérieure permit d'attribuer le mal à un jambon cru d'Amérique, qu'on avait coupé menu et ajouté à la salade.

En Suisse, l'on n'a signalé qu'une seule épidémie de trichinose ; à Roveredo, près de Bellinzona, en 1868, la maladie se déclara dans une famille de 8 personnes sur lesquelles 4 moururent.

D'Italie on n'a encore signalé que des trichines trouvées sur du jambon et des salaisons d'Amérique et le cas un moment contesté, cité par M. Perroncito, d'un chien trichineux trouvé en 1876, à la clinique vétérinaire de Turin ; jamais encore on n'a signalé la trichinose en Italie, soit chez l'homme, soit chez le porc indigène.

En Espagne, l'on n'a signalé la trichine qu'en 1879 et presque en même temps à Villa-del-Arzobispo, à Séville et à Barcelonne ; l'on a parlé de dix personnes mortes dans cette dernière ville, mais le fait a été démenti ; l'on n'a constaté la trichinose que chez le porc et malheureusement sur le porc indigène.

M. Virchow, en 1863, écrivait déjà que la trichinose avait été observée deux fois en France, chez l'espèce humaine, mais nous n'avons jamais pu savoir quand et comment. Les seuls cas connus sont ceux observés par M. Jollivet, en 1878, à Crepy-en-Valois, dans le département de l'Oise, où seize personnes tombèrent malades après avoir mangé de la viande de porc indigène, qui a été reconnue infectée de nombreuses trichines par M. Laboulbène. Nous pouvons ajouter les trois cas observés en Algérie par M. Bertherand, rapportés, par M. Mégnin et tous trois constatés sur des Espagnols. M. Vallin parle aussi de trichinose dans le département du Nord, observée en 1880, mais nous n'avons pu nous procurer de renseignements à ce sujet. On le voit, malgré les 30 millions de kilogrammes de viande de porc d'Amérique qui, d'après le dernier rapport ministériel, entrent en France par le seul port du Havre, et cela depuis plusieurs années, il n'y a pas eu d'infection trichineuse chez l'homme. C'est qu'en France, comme dans l'Allemagne du Sud, on emploie depuis longtemps, et sans s'en douter, le meilleur préservatif contre la trichinose ; on soumet les viandes, par la cuisson, à une température dont l'élévation dépasse celle qui est compatible avec la conservation de la vie des trichines.

La trichinose a été signalée en Angleterre déjà en 1864, où le docteur Thudicum l'a constatée à Hamilton ; elle a été observée en 1871 dans le Buckland et dans le Cumberland. Mais dans ce pays, la trichinose du porc paraît peu abondante, tout comme en Belgique et en Hollande, et les populations jouissent à son égard d'une immunité due exclusivement à leurs habitudes culinaires.

Il n'en est pas de même dans les pays du Nord, et en Russie, d'après une communication de M. Semmer, la trichine serait assez fréquente. En 1874 et 1875, on a compté à Moscou soixante personnes atteintes de trichinose ; à Charkow, on a trouvé sur 3,910 porcs examinés au microscope cinq fois des trichines, soit un sur 770. Si nous passons en Scandinavie, nous trouvons à Stockholm un porc trichineux sur 226 ; à Lienkœping (Suède) la proportion atteint 1 sur 63, à Copenhague 1 sur 465. Cependant, malgré cette fréquence, de la trichinose chez le porc, cette maladie est rare chez l'homme et M. Walter, professeur à l'Ecole vétérinaire de Skara, n'a pu nous citer que de rares épidémies ; c'est que ces populations ne mangent pas la viande crue ou presque crue.

L'Autriche, vis-à-vis de la trichinose, se trouve presque dans la situation de l'Allemagne du Sud ; cependant la trichine n'est pas très rare chez le porc autrichien ou hongrois, et on a signalé des cas de trichinose chez l'homme, à Vienne, en 1865, à Prague et à Brunn en 1866 et enfin à Raab en 1875, où plusieurs personnes ont été infectées. — L'on ne sait rien de positif sur la trichinose dans les Provinces Danubiennes, elle a été signalée à Jassy (Roumanie) en 1874.

Une circulaire italienne de 1879 informe le pays de l'existence de la trichinose dans les porcs de Syrie et d'Egypte ; les musulmans, ne devant pas manger de porc, ne peuvent être infectés par les trichines et la maladie ne doit s'observer que dans les populations chrétiennes ; cependant elle y est rare, d'après tout ce que nous avons pu apprendre. On a tout récemment envoyé de Syrie à M. Virchow de la viande de sanglier toute criblée de trichines ; elle provenait d'un village près des sources du Jourdain, où l'on comptait une bonne partie de la population comme malade. — Dans l'extrême Orient, on signale la Chine comme devant avoir une population porcine des plus infectées de trichines (Berkhan) et Gerlach accusait même le petit porc chinois d'avoir porté les trichines dans l'Amérique du Nord.

Nulle part cependant les trichines ne sont aussi fréquentes qu'en Amérique, surtout aux Etats-Unis, comme Leidy l'avais déjà signalé en 1847. La présence des trichines dans la viande de porc d'Amérique, notamment dans les salaisons qui nous arrivent si abondamment, n'est pas un fait aussi nouveau que semblent le faire croire les dernières publications de France. Klencke, en 1864, accusait déjà les porcs d'Amérique dont on nous envoie la chair en Europe, d'y colporter les trichines, et nous nous sommes faits l'écho de ce bruit dans la même année (*Journal de l'Ecole vétérinaire de Lyon*, 1864, p. 317) ; nous sommes revenus sur la question en 1874 (*Recueil de médecine vétérinaire*, p. 625) et en 1878 (*ibidem* p. 472). M. Dèle d'Anvers a également signalé le danger dans son excellente brochure (p. 35), M. Baillet dans son *Traité de l'inspection des viandes* (p. 333 et p. 445), M. Colin à l'Académie de médecine en 1879, M. Mégnin dans sa brochure en 1880 (p. 1 et 14), enfin M. Vallin dans la Revue d'hygiène (1879, p. 343, et 1880, p. 255 et 743). — Nous ne parlons pas ici des auteurs étrangers qui ont signalé la trichine américaine : MM. Leuckart, Jacobs, Gerlach, Eulenberg, Schmidt, Siegmund, Bollinger, Lydtin, Perroncito, Fleming, Van der

Corput, Van Hertsen, etc. La question a été discutée au congrès vétérinaire qui a eu lieu à Bruxelles dans l'été de 1880.

La fréquence des trichines dans les jambons d'Amérique est un fait bien anciennement connu et cette fréquence n'est pas plus grande aujourd'hui qu'autrefois. Tous ceux qui sont au courant de la question de la trichine savent, que la proportion de ces parasites microscopiques dans le porc d'Amérique varie de 1/2 à 2 0/0, que la proportion est même parfois de 5 0/0.

L'attention de l'Europe sur la question a tout particulièrement été appelée sur ces salaisons d'Amérique, quand, en 1874, à Brême on eut constaté plusieurs cas de trichinose chez l'homme dus à de la viande d'Amérique. C'est alors que M. Jacobs constata que, sur 20 jambons d'Amérique, il y en avait un de trichineux, soit 5 0/0. Vers la même époque, M. Schmidt, de Cassel, annonça que sur 25 salaisons quelconques d'Amérique, même sur les bandes de lard, il y en avait une de trichineuse. Quelque temps plus tard, M. Dèle d'Anvers accusa plus particulièrement les saucisses d'Amérique comme essentiellement dangereuses et presque toujours trichineuses. A Hambourg, en 1878, sur 49,570 salaisons, on trouva 382 fois des trichines; en 1879, sur 102,602, on en trouva 1290 fois. — Les Américains d'ailleurs n'ont jamais cherché à cacher le mal, et, dès 1870, il y eut une communication à l'Académie de médecine de Chicago disant qu'on avait trouvé 28 porcs trichineux sur 1400 de ces animaux. Plus récemment MM. Atwood et Belfield ont publié que dans les recherches qu'ils ont entreprises à Chicago, ils ont parfois trouvé, en 1878 et 1879, une proportion de 8 pour 100 de porcs trichineux, alors que, dans d'autres cas, ils n'en ont trouvé que 2 p. 0/0. M. Billings, de Boston, dans un rapport au comité sanitaire de Massachussets, dit que, sur 2701 porcs examinés, il a rencontré 154 fois des trichines, soit environ 5 pour 100. Des observations analogues ont été faites pour Cincinnati et on a surtout constaté que les porcs les plus malades viennent des États de l'Ouest; dans l'Indiana, le nombre des porcs trichineux doit varier entre 3 et 16 pour 100.

Ce sont ces faits qui viennent d'être confirmés par les récentes constatations faites en France, notamment à Lyon par M. Leclerc, qui a trouvé une proportion de plus de 2 pour 100 de morceaux trichineux dans les salaisons venues d'Amérique. C'est cette prétendue découverte, surtout la frayeur qui s'est emparée du public, qui a fait interdire dans tout le territoire de la République française l'importation des viandes de porc salées provenant des Etats-Unis d'Amérique, interdiction qui existe déjà en Portugal, en Espagne et en Italie, mais nullement en Prusse, quoiqu'on l'ait souvent dit dans ces derniers temps.

Le danger évidemment serait très grand si toutes les trichines, dans les salaisons, étaient vivantes; il serait d'autant plus grand que les trichines se trouvent en quantités innombrables dans les pièces infectées. Probstmayer a compté 468 trichines dans un demi-gramme de tissu musculaire, et dans 30 grammes de viande humaine on a trouvé à Plauen jusqu'à 250,000 trichines. M. Colin admet qu'un kilogramme de viande peut renfermer jusqu'à 5 millions de trichines. — Ce danger excessif n'existe pas heureusement; les trichines, dans les salaisons, sont le plus souvent mortes, non pas à la suite de la simple salaison, mais à la suite d'une préparation spéciale des viandes dans les grandes fabriques d'Amérique. Il paraît que les Yankees, gens essentiellement pratiques, n'ont pas attendu jusqu'à ce jour pour rendre inoffensive une viande qu'ils ne peuvent empêcher d'être trichineuse. — La chose en valait la peine, puisqu'il s'agit d'une des principales industries de l'Amérique du Nord. Les derniers rapports évaluent à 4,805,000 le nombre des porcs qu'en 1879 on a tués et salés dans la seule ville de Chicago (encore dite Porcopolis), pour ensuite les jeter dans le commerce; cela représente un fonds de 538 millions de kilos et une valeur de 226 millions de francs. Les villes de Cincinnati et de Boston n'en fournissent guère moins. Or, il paraît que, dans la préparation des viandes, dans la salaison, à l'aide d'une saumure spéciale, ou par un autre moyen qu'on n'a pu nous expliquer (on parle d'acide sulfurique, d'autres d'acide sulfureux), on tue presque sûrement toutes les trichines contenues dans les chairs. En effet, dans diverses expériences, qui n'ont malheureusement pas été assez nombreuses, et consistant à essayer d'infecter des porcs ou des lapins avec de la viande trichineuse d'Amérique, on n'est jamais parvenu à produire la trichinose. Des essais de ce genre ont été faits, il y a quelques années déjà, à Thionville par M. Louis, à Strasbourg par M. Roecklinghausen, M. Kopp et par nous-même, à Bâle par M. Siegmund, à Anvers par M. Dèle, à Paris par M. Davaine et M. Rebourgeon, à Munich par M. Bollinger, à Rheda par M. Nœmann, et jamais les trichines musculaires ne sont devenues trichines intestinales, c'est-à-dire des êtres parfaits, qui, en reproduisant, se seraient multipliés au point de rendre malades leurs nouveaux hôtes. Ces expériences négatives concordent assez avec celles que M. Colin a communiquées à l'Académie de médecine.

Nous ne voudrions cependant conseiller à personne de se fier entièrement à cette destruction des trichines par la salaison ou la préparation qui se pratique en Amérique, et nous sommes d'avis qu'il faut toujours s'en méfier: les trichines des parties profondes des chairs peuvent ne pas avoir été tuées. Notre opinion est facile à justifier; il suffira à cet effet de citer l'endémie de trichinose observée à Brême en 1874, celle de Thionville en 1877, qui étaient dues à la viande d'Amérique. Chaque année en Allemagne, en Suède, en Norwège, on cite des cas de trichinose occasionnés par la consommation de quelque jambon cru d'Amérique.

Avant de quitter la question, remarquons que cette trichinose si fréquente sur le porc de l'Amérique, qu'on dit aussi très-fréquente sur les rats de ce pays, est par contre très-rare chez l'homme, et qu'on n'a signalé aux États-Unis que de rares épidémics de trichinose; c'est que l'Américain ne mange pas la viande de porc crue et qu'il fait même cuire et bien cuire les saucisses. On a dit que dans les grands établissements de Chicago ou de Cincinnati, où le nombre d'abatages par jour s'élève au chiffre fabuleux de 20 à 25,000, pendant la saison d'hiver, c'est-à-dire de novembre à mars, on a dit que dans ces établissements les issus sont vendus à des fermiers du voisinage, qui s'en servent pour l'engraissement des porcs; que de cette manière on cultive pour ainsi dire la trichine, qui forcément devient plus fréquente. Nous nous croyons en droit de démentir ces assertions, et nous nous en rapportons sous ce rapport aux affirmations que M. Schœfeld, qui a longtemps habité Chicago, a faites à M. Dèle et à nous.

Ce ne sont pas seulement l'homme et le porc qui peuvent loger des trichines dans leur tissu musculaire; on peut en trouver chez nombre d'autres animaux. C'est ainsi qu'on en a signalé chez le sanglier et que la chair de celui-ci a occasionné parfois la trichinose chez le consommateur; un fait de ce genre a été signalé à Nordhausen en 1875, à Osterode en 1876, à Lippspringe dans la même année, et enfin tout récemment, comme nous l'avons dit, en Syrie.

Les rats et les souris, les premiers surtout, sont souvent trichineux, comme M. Leuckart l'a le premier prouvé. On a trouvé des rats trichineux un peu partout, non-seulement dans les contrées où il y a des trichines chez l'homme et le porc, mais même dans des pays où ces nématoïdes sont rares. On a compté à Boston 77 pour 100 de rats trichineux et même, dans certaines boucheries, on a trouvé tous les rats trichineux. La proportion des rats trichineux en Allemagne a été trouvée de 6 pour 100, (1 : 16), et M. Leisering a vu le nombre monter à 20 p. 0/0 dans certains abattoirs et dans les clos d'équarrissage. En Autriche on n'a trouvé qu'une proportion de 1 à 40 pour 100. Le docteur George a annoncé récemment qu'à Paris on a trouvé 2 rats trichineux sur 32 ; ce serait donc la même proportion qu'en Allemagne. On admet que le porc prend la trichinose en mangeant des rats trichineux et que le rat est le principal propagateur de la trichinose en général; en effet, presque partout où l'on a trouvé des porcs indigènes trichineux, on a aussi trouvé dans le voisinage quelques rats trichineux.

Les animaux qui font la chasse aux rats, le renard, le chat, les martes, la fouine, sont très-souvent trichineux, mais on ne sait rien de positif sur la fréquence du mal chez ces animaux. — Le chien paraît rebelle à la trichinose, quoique M. Perroncito trouvait un de ces animaux naturellement trichiné. MM. Virchow, Davaine et d'autres expérimentateurs n'ont obtenu que des trichines intestinales, jamais une nouvelle génération de trichines musculaires; MM. Leuckart, Herbst, ainsi que Probstmayr, ont cependant réussi à infecter le chien.

Le lapin, ne se nourrissant pas de chair, n'est pas exposé à être trichinosé naturellement, c'est cependant l'animal qui se prête peut-être le mieux à la culture de la trichine et celle-ci se multiplie prodigieusement chez lui. Une précaution qu'il ne faut cependant jamais négliger, c'est de ne jamais donner au lapin plus de 10 ou 15 grammes de viande, car sans cela il meurt dès les premiers jours, non pas de

2

trichinose, mais de gastro-entérite avec péritonite. Nous craignons fort que bien des lapins morts dans les récentes expériences du laboratoire de la Préfecture de police de Paris n'aient succombé à cette entéro-péritonite, plutôt qu'à la trichinose. — Il en est du lièvre et du cobaye, comme du lapin. — Le mulot n'est jamais trichineux et non susceptible de l'être ; le parasite qu'on a trouvé chez lui et pris quelquefois pour de la trichine est le *spiroptère*.

L'on a quelquefois constaté la trichinose chez le cheval, mais rarement. Il en est de même du mouton et du veau. On a même constaté la maladie chez un jeune hippopotame.

Nos oiseaux de basse-cour ne sont pas susceptibles de prendre la trichinose, quoi qu'en aient dit quelques auteurs ; le parasite qu'ils ont considéré comme trichine n'était encore qu'un *spiroptère* (Leuckart, Colin) ; ce n'était donc pas la chair d'oies trichineuses qui a infecté la garnison de Thionville, en 1877, comme quelques journaux de Paris l'ont affirmé encore ces derniers jours ; ces prétendues oies n'étaient qu'un canard venu d'Amérique sous forme de jambon.

Les animaux à sang froid ne prennent pas la trichine et la prétendue trichine musculaire de la grenouille est le *Myoryctes*, qui vit et se reproduit dans les muscles du batracien (1).

Ainsi que nous l'avons déjà fait comprendre, la trichine a, durant son existence, deux phases vitales essentiellement différentes ; il y a l'état agame, où la trichine est enkystée et est plus connue sous le nom de *trichine musculaire*, et l'état parfait, où l'animal est adulte et est dit *trichine intestinale*. Lorsqu'un animal à sang chaud déglutit une trichine musculaire, le kyste qui l'enfermait est dissous par le suc gastrique et la trichine devient libre ; elle s'allonge, prend une dimension à peu près quintuple. Le ver, toujours encore microscopique, n'est plus enroulé en spirale, mais il a le corps droit. Le mâle mesure un $1/_2$ millimètre ; la femelle a environ le double. La tête est pointue, avec une bouche arrondie ; l'extrémité postérieure arrondie ; la partie moyenne loge l'intestin et est composée d'assez grosses cellules ;

---

(1) Il y a de nombreux petits helminthes ankystés dans les tissus des animaux, qu'à un examen superficiel on pourrait confondre avec la trichine.

le rectum est cylindrique. La femelle est vivipare, la vulve est située un peu en avant du milieu du corps.

La trichine adulte vit dans l'intestin grêle, au milieu des villosités de la muqueuse; les mâles sont en général moins nombreux que les femelles, on admet une proportion de 1 à 10. C'est là qu'après un séjour relativement assez court, naissent les petits embryons, lesquels venant vivants au monde ne tardent pas à perforer les parois intestinales, à se laisser sans doute entraîner par le courant du sang et arrivent dans les muscles, se logent dans un faisceau primitif, s'enroulent en spirale et ne tardent pas à s'envelopper d'une capsule kysteuse. La femelle de trichine, après six jours de présence dans l'intestin, se met à faire des jeunes et elle paraît le continuer pendant près d'un mois; on estime à près de 3,000 le nombre moyen de jeunes que fournit une seule femelle.

L'embryon, pendant sa migration de l'intestin au muscle, grandit de 30 à 40 fois son volume; il arrive à destination vers le dixième jour, au bout d'un mois environ s'enroule dans les muscles, mais il faut deux autres nouveaux mois avant que le kyste albumino-fibreux se forme autour de lui.

La trichine musculaire est toujours enroulée en spirale ; son corps lombricoïde mesure de 0.5 à 8.9 millimètres de longueur; l'extrémité postérieure est plus grosse que la tête, arrondie et présente une fente anale. Les organes autres que le tube digestif, notamment les organes génitaux, sont rudimentaires. Le kyste, de forme ovalaire, est tantôt obtus, tantôt un peu pointu à ses extrémités; l'axe du kyste est dirigé en général dans le sens de la longueur du muscle; d'abord formé par un sarcolème exhalé, il devient calcaire au bout de quelque temps; des globules de graisse se trouvent presque toujours aux pôles du kyste. Ordinairement la trichine est solitaire dans son kyste; il n'est cependant pas rare d'en trouver plusieurs réunies dans le même; nous en avons compté jusqu'à quatre. Le kyste, à peine visible comme un grain blanc au milieu de la chair musculaire, mesure environ un $^1/_2$ millimètre dans son axe. On a dit qu'il craque sous les dents comme du sable; cela n'est pas. --- Nous avons dit que le nombre des helminthes qu'on peut trouver dans les muscles de l'homme ou des animaux est prodigieux. On ne trouve les trichines que dans les muscles striés (1) ; cependant elles sont rares dans le cœur ; on en trouve surtout dans les petits muscles du cou, au diaphragme, là où un muscle se termine par un tendon. — La trichine peut vivre très-longtemps dans cet état, plus de quinze et vingt ans chez l'homme ; pendant plus de cinq ans chez le porc ; plus souvent cependant, au bout d'un certain temps l'animal enkysté meurt, se momifie ; il se crétifie le plus souvent ; d'autres fois il éprouve une sorte de dégénérescence graisseuse.

La trichine musculaire enroulée, mais non encore enkystée, c'est-à-dire immigrée depuis peu, se transforme constamment en trichine intestinale, si la chair qui la contient est déglutie. — La déglutition d'une trichine femelle féconde ne produit qu'exceptionnellement de jeunes trichines, parce qu'alors le ver est digéré dans l'estomac et les embryons tués. La trichine intestinale, après environ quarante jours d'existence, lorsque l'acte de la génération est terminé, s'en va avec les excréments et meurt.

La résistance vitale des trichines est considérable comme celle de tous les helminthes. Un froid de — 10 degrés ne les tue pas et M. Leuckart a même vu de la chair trichineuse qui, pendant quelques jours avait été exposée à une température de — 20 à — 25 degrés, encore capable d'infecter des lapins ; cependant M. Fiedler estime qu'un froid soutenu de — 14 degrés tue ces parasites. M. Kühn a vu, dans de la viande conservée pendant sept semaines dans une glacière, des trichines encore complètement vivantes ; au bout de deux mois elles étaient cependant mortes. Les trichines enkystées supportent aisément une température de 40 à 50 degrés ; et même 60 degrés ne les tuent pas sûrement, comme M. Fiedler l'a déjà constaté en 1863. Il faut arriver à près de 70 degrés pour être sûr de tuer les trichines, surtout celles anciennement enkystées, qui toujours sont plus résistantes que celles nouvellement immigrées. La cuisson qui, comme nous l'avons déjà dit et comme nous le verrons encore, est le moyen le plus radical et le plus certain pour combattre la trichine, en tuant ces vers microsco-

___

(1) La récente découverte de trichines agames dans le tissu adipeux, faite par M. Chatin, se rapporte à un cas exceptionnel, *quasi fortuit*, sans cela ce fait n'aurait pas échappé aux nombreux observateurs qui visitent les bandes de lard d'Amérique et d'Europe.

piques, doit donc être complète pour avoir cet effet salutaire. **Déjà** en 1863, **MM.** Kuchenmeister et Virchow ont démontré que dans de gros morceaux de viande, quand même ils ont été soumis à une ébullition de plus d'une heure, le centre n'a qu'une température de 50 à 55 degrés ; il faut deux heures au moins pour que ce milieu atteigne la température de 70 degrés nécessaire. Depuis lors **MM.** Perroncito, Guzzoni, Colin et Vallin ont repris ces expériences et sont arrivés à des résultats à peu près identiques ; cependant il ne faut pas les six heures qu'un conseil d'hygiène de France a recommandées récemment pour les morceaux de plus de 2 kilogrammes. La viande de porc cuite ne doit pas être rouge, pas même rougeâtre ; elle doit être grise ou gris blanchâtre. Le lard demande un temps un peu plus long pour que son centre arrive à la température voulue ; cependant, comme il assez rare qu'on le cuise en gros morceaux, si ce n'est avec des légumes qui, eux aussi, demandent une cuisson prolongée, qu'au contraire on le coupe de préférence en tranches minces, qu'alors on le rôtit, il arrive presque toujours qu'il est rendu indemne. M. Guzzoni recommande de placer la viande trichineuse, pour la rendre inoffensive, dans l'eau froide, et de la soumettre ensuite à une température élevée ; plongée dans l'eau bouillante, l'albumine se coagule rapidement et forme autour de la partie trichineuse une espèce d'enduit qui met obstacle à la pénétration de la chaleur. M. Boussingault estime qu'on pourrait assurer une cuisson régulière de toutes les parties du morceau de viande en y enfonçant des tiges métalliques qui serviraient de conducteur de la chaleur. **La** marchandise la plus dangereuse, celle qui souvent n'est pas assez cuite pour prendre en son centre la température qui tue les trichines, ce sont les saucisses diverses, celles des ménages comme celles des charcutiers, celles indigènes comme celles venant d'outre-mer. Plus de la moitié des cas de trichinose d'Allemagne sont dus à la consommation de saucissons, et c'est avec raison que M. Dèle a signalé ces préparations, mal fumées et mal cuites, comme les plus dangereuses. M. Kühn a vu une saucisse, qui avait occasionné plusieurs cas d'infection trichineuse, encore renfermer des trichines vivantes au bout de neuf mois.

La mort de l'animal hôte n'entraîne pas la mort des trichines qui logent dans ses muscles ; M. Rodet a trouvé des trichines vivantes dans les chairs d'un lapin mort depuis sept jours et M. Brusasco a vu des trichines se développer dans ces conditions encore après cinquante jours. D'ailleurs, si la mort de l'hôte devait entraîner au bout d'un certain temps la mort des parasites, nous aurions la satisfaction de voir les viandes de boucherie, surtout les viandes de conserve, prendre au bout d'un certain temps l'intégrité désirable, malgré la présence des trichines ; malheureusement cela n'arrive pas. Les trichines restent vivantes, quand même la viande dans laquelle elles sont logées se trouve en pleine putréfaction. Placées dans la terre d'un pot à fleur, elles ont résisté pendant plusieurs jours et n'entraient en décomposition que quelques jours après la viande qui les enveloppait directement. La dessiccation de la viande tue les trichines si elle est complète et se fait à l'étuve ; elles restent vivantes si la dessication se fait simplement à l'air. Une macération dans l'eau dépassant cinq à onze jours paraît tuer les trichines. Un morceau de chair trichineuse présente encore ces helminthes vivants après une macération de quelques jours dans l'eau saturée de sel ; la même chose arrive avec le nitre, l'iodure de potassium. La solution arsenicale de Fowler ne les a pas tués au bout de trente-six heures, et il en fut de même, dans les expériences de M. Mosler, d'une décoction de fougère mâle, de santonine, d'écorce de racine de grenadier. On a beaucoup parlé d'une action efficace de l'acide sulfurique dilué, et MM. Atwood et Belfield l'ont recommandé à Chicago ; d'autres ont proné l'acide acétique ; sans compter que cette assertion aurait besoin d'être contrôlée, il ne semble pas très-désirable que ces acides soient, même en petite quantité, ajoutés à des substances destinées à l'alimentation. La salaison n'opère pour ainsi dire que par la dessiccation qu'elle provoque ; naturellement elle n'opère qu'à la surface et à la longue et les trichines du milieu conservent longtemps leur vitalité. M. Guzzoni a prouvé qu'une saumure forte et prolongée tue les trichines ; cependant une saumure qui n'a pas été assez forte et assez prolongée laisse ces nématodes en vie (Baillet, Dèle). La fumaison des chairs n'a pas d'effet certain ; si l'on fume bien profondément et à chaud, on peut tuer les trichines (Leisering), mais cela n'arrive pas si l'on fume trop lentement ou si on a recours aux moyens de conservation par l'acide phénique ou la créosote (Virchow).

C'est le moment d'émigration des jeunes trichines, nées dans les intestins, vers les muscles où ils doivent passer leur vie de larve, qui est celui qui caractérise la maladie connue sous le nom de trichinose. Cet état pathologique est bien apparent, chez l'homme, vers la troisième semaine après la préhension de la viande infectée et est à son plein vers la quatrième ou cinquième semaine. Cependant de premiers symptômes apparaissent déjà vers le sixième ou huitième jour après l'infection, seulement ils n'ont rien de défini et ressemblent plutôt à une cholérine. Les symptômes de l'affection réelle diffèrent suivant qu'ils correspondent à la phase de la naissance des trichines dans les intestins et à la perforation des parois de ceux-ci par un million de petits embryons, ressemblant à autant de pointes d'aiguille, ou à la phase de migration de ces embryons à travers les tissus et dans les muscles. Ces symptômes sont plus ou moins intenses suivant la quantité de trichines introduites dans le corps; ils sont quelquefois si faibles qu'ils passent inaperçus. La maladie est caractérisée par un sentiment de lassitude et de souffrance, avec dérangement de la digestion; il y a légère tympanite et inappétence, des vomituritions avec des coliques; le bas-ventre est surtout très-sensible; au début il y a toujours de la diarrhée, plus tard souvent de la constipation. Dès que l'appareil musculaire est atteint, on constate que les fibres perdent de leur contractilité, d'où une certaine paralysie, de la raideur avec douleur, et toujours une forte fièvre consécutive, proportionnée au nombre de trichines qui voyagent. Les muscles de la respiration et ceux de la déglutition souffrant aussi, on constate presque toujours de la dyspnée, de la dysphagie, de l'angine avec enrouement, voire même de la bronchite. Il y a de l'œdème général, mais surtout un œdème de la face, du pourtour des yeux, d'où une figure bouffie et empâtée. La nutrition se fait mal, bien des produits délétères ne sont plus excrétés, d'où une espèce d'intoxication simulant les symptômes du typhus et provoquant des insomnies. L'émaciation des malades est grande; ils perdent de 15 à 20 kilogrammes en peu de jours.

La marche de la trichinose humaine est plus ou moins rapide et sa durée plus ou moins longue, selon le degré de l'infection. Dans les cas bénins, elle dure au moins cinq semaines; dans les cas graves, la maladie dure jusqu'à quatre mois et plus et, si elle se termine par la guérison, la convalescence est très-longue et très-pénible ; généralement le malade ne retrouve plus sa force et sa santé primitives. C'est l'enkystement de la trichine musculaire qui constitue la fin de la trichinose, mais il y a bien des maladies secondaires ou consécutives qui persistent. La mort est l'effet de la paralysie respiratoire, de l'altération générale de la nutrition, de l'épuisement général des malades. Les trichines musculaires restent vivantes après que les symptômes de la trichinose ont disparu, et elles peuvent être fort nombreuses sans que pour cela le malade s'en ressente directement.

L'on ne connaît pas bien les symptômes de la trichinose chez nos animaux ; dans les nombreuses expériences faites dans ces dernières années, où l'on infectait des animaux, on a vu parfois ceux-ci conserver tous les signes extérieurs de la bonne santé, d'autres au contraire perdre l'appétit, être tristes, avoir de la fièvre, des coliques diarrhéiques ; parfois, chez le porc, on a constaté une certaine raideur des muscles, une faiblesse dans les reins, des plaintes, etc. Le porc qui loge des trichines enkystées a généralement tous les signes extérieurs d'une bonne santé, et on a observé de ces helminthes sur des animaux très gras. En cas de soupçon, on peut sur l'animal vivant reconnaître les trichines, en enlevant des parties de muscles soit par une incision directe, soit à l'aide d'un harpon (d'une tige de trocart ayant une ou plusieurs entailles sur sa longueur) ; on visite microscopiquement les brins de viande ainsi obtenus. M. Muller, de Vienne, propose de couper un bout de la queue et de rechercher les trichines dans la partie musculaire de celle-ci.

On ne connaît pas de traitement à employer contre la trichine musculaire ; tout au plus peut-on s'attaquer aux trichines intestinales, empêcher leurs jeunes d'immigrer dans les muscles ; les purgatifs ordinaires n'ont cependant que peu d'action, parce que les trichines intestinales et leurs embryons sont logés dans les villosités de la muqueuse, ne sont pas mêlés aux masses alimentaires ; les anthelminthiques ordinaires n'ont également que peu de prise sur ces parasites microscopiques. L'on a cru avoir quelque résultat avec la glycérine légèrement phéniquée, d'autres ont vanté les alcooliques. Des toniques, voire même le quinquina ou son alcaloïde, sont toujours utiles.

Les mesures prophylactiques sont les seules utiles contre la trichinose et nous pouvons même les déclarer nécessaires; il faut se garer contre un danger qui, s'il est plus réduit et moindre qu'on ne le croyait, surtout moindre que ne se le représente l'imagination populaire, moins grave que celui que causent bien d'autres maladies contre les ravages desquelles le public reste indifférent, il faut se garer contre un défaut qui n'en est pas moins réel.

Ces mesures prophylactiques sont de deux sortes, suivant qu'on veut s'attaquer à la trichinose en général et réduire la fréquence de cette maladie, tant chez les animaux que chez l'homme, ou qu'on veut simplement empêcher ces vers microscopiques d'infecter l'homme et qu'ils soient un danger permanent pour le consommateur de viande de porc. L'homme, en effet, jusqu'à ce jour, ne s'est trichinisé qu'en mangeant de la viande de porc, très-exceptionnellement avec de la viande de sanglier. Le porc, admet-on, s'infecte en mangeant des rats trichineux; l'infection par des excréments humains pouvant renfermer des trichines intestinales n'est guère admissible. Le rat trouve des occasions nombreuses de s'infecter en mangeant, dans les abattoirs, les fermes, des morceaux de chair trichinée; il en trouve l'occasion surtout dans les clos d'équarrissage, si on a l'habitude de simplement envoyer au clos les charcuteries ou viandes saisies pour cause de trichines ou pour d'autres motifs. Une meilleure hygiène des porcheries, un régime mieux surveillé, surtout des constructions qui empêchent les rats de pulluler, une guerre continue à ces rongeurs ainsi qu'aux souris, contribueront sûrement à réduire la fréquence des trichines; le champ est vaste des progrès à effectuer sous ce rapport à la campagne. Dès 1874, nous avons insisté sur le besoin de ne pas se contenter d'un simple enfouissement des viandes reconnues trichineuses par la police; il faut, si on ne peut les cuire, les imprégner fortement de pétrole et d'acide phénique, voire même d'huile empyreumatique, ou, ce qui vaut mieux, ne les enfouir qu'entourées d'une épaisse couche de chaux vive. Les excréments des malades pouvant être un moyen d'infection, il faudra les garder dans la fosse le plus longtemps possible et ne les répandre sur les champs que quand on peut avoir la certitude que trichines et embryons sont bien morts.

Comme mesure directe contre l'infection possible du consommateur, on a beaucoup préconisé, en ces derniers temps, la prohibition absolue de toute importation de la viande de porc des pays suspects; c'est la mesure qui a prévalu dans les contrées méridionales de l'Europe, en Italie, en Espagne, dans le Portugal; c'est la mesure qu'a adoptée le gouvernement français, par décret présidentiel du 18 février 1881; c'est la mesure qu'a prise tout récemment l'Autriche-Hongrie; seulement ces deux pays ont borné leur interdiction aux salaisons de porc venant des États-Unis d'Amérique. Mais c'est chose grave de prohiber l'entrée dans un pays d'une énorme quantité de matière alimentaire qui, par son bon marché, rendait de grands services à la classe peu aisée, aux ouvriers de l'industrie comme à ceux de l'agriculture, surtout quand il n'y a pas un seul fait qui prouve que les trichines des salaisons d'Amérique sont vivantes ou qu'elles aient produit le moindre accident chez le consommateur. Nous sommes disposé à dire avec M. Vallin qu'il ne faut pas oublier que l'hygiène réclame l'introduction d'une plus grande quantité de viandes dans l'alimentation publique.

Nous comprenons qu'on ferme la porte contre une maladie qui est complétement étrangère au pays, qu'on défende toute importation de bétail lorsqu'on craint l'invasion de la peste bovine, qui est une maladie exotique. Mais la trichinose n'est pas exotique; les détails dans lesquels nous sommes entrés plus haut prouvent qu'elle est fort répandue dans toute l'Europe; elle est même en France, puisqu'à Paris on a trouvé 6 pour 100 de rats trichineux; elle existe en Italie, puisque M. Perroncito dit y avoir vu un chien atteint de trichinose spontanée; elle existe en Autriche-Hongrie, puisque les rats trichineux abondent à Vienne, à Pesth, à Prague, et qu'à Dresde et ailleurs on a constaté la trichinose sur des porcs hongrois. On aura fermé la porte aux trichines d'Amérique et on l'aura laissée largement ouverte pour les trichines qui peuvent venir d'Allemagne, d'Angleterre, de Suède, de Russie, d'Autriche ou d'Italie, sous la forme de porcs en vie, de jambons, de bandes de lard ou même de charcuterie. N'est-ce pas donner une fausse confiance aux populations, qui ne se méfieront pas de la viande du porc indigène, ni de la charcuterie tolérée par la police? N'est-ce pas aussi ouvrir la porte aux spéculations honteuses et à la contrebande?

Il y a une interdiction de produits américains que nous comprenons, que M. Dèle a demandée il y a longtemps et à laquelle nous avons applaudi, quand, par le décret du 25 juin 1880, l'importation des saucisses d'Amérique a été interdite en Allemagne. Le gouvernement allemand, la Prusse y comprise, reçoit librement les autres salaisons de porc d'Amérique : jambons, épaules, filets, bandes de lard, etc. Les motifs· de l'interdiction de la saucisse d'Amérique sont faciles à saisir. Dans une industrie organisée de telle sorte que dans une seule usine on tue quelques milliers de porcs par jour, on ne prend pas la viande d'un seul porc pour faire la saucisse; la pâte se fait avec la viande de plusieurs dizaines de porcs; or, si parmi ces porcs il y en a entre 2 et 8 pour 100 de trichineux, comme c'est le cas à Chicago, il faut forcément que de la viande trichineuse se trouve dans la pâte et conséquemment dans la saucisse. Mathématiquement toute saucisse d'Amérique est donc trichineuse, mais il est très-difficile d'y trouver les trichines; en 1879, sur plus de 3,600 saucisses visitées à Hambourg, on n'en a trouvé que 9 trichineuses.

Un autre système de garantir les consommateurs contre les trichines de la viande de porc et qui au moins a l'avantage de s'adresser autant au porc indigène qu'au porc exotique, d'être conséquemment général, c'est l'examen microscopique rigoureux, par des experts attitrés, de toutes les viandes de porc et de toutes les charcuteries livrées à la consommation. C'est le système de l'Allemagne du nord, de la Prusse notamment (dès 1863), qui fonctionne à Berlin, Magdebourg, Brunswick, Cologne, etc. Il existe surtout dans les villes, mais en quelques provinces on l'a aussi étendu à la campagne. Facultative dans quelques endroits, c'est-à-dire que n'ont à s'y soumettre que ceux qui veulent, bouchers, charcutiers ou consommateurs, elle est obligatoire dans la plupart des localités; de tout porc abattu, de toute charcuterie importée par le commerce, il faut que des échantillons aient été soumis à l'inspection; il faut que de chaque porc il ait été pris un certain nombre de préparations provenant de régions différentes (quelques localités se

contentent de 3, d'autres en demandent 5, quelques-unes mêmes 8 à 10);
l'inspecteur a à examiner ces échantillons au microscope (un grossis-
sement de 30, 40 à 60) et doit les avoir trouvés exempts de trichines;
c'est alors que la viande est timbrée comme bonne pour la consommation.

Ces inspecteurs ainsi que leurs instruments sont contrôlés par les
médecins ou les vétérinaires de l'administration, et c'est à ces contrô-
leurs que l'inspecteur doit soumettre les viandes qu'il a trouvées trichineuses, afin que la police en fasse ensuite la saisie. C'est ainsi qu'en
Prusse on a pu découvrir les chiffres relativement forts des porcs trichineux que nous avons donnés plus haut; mais le nombre de ces inspecteurs est lui-même très-fort et on en comptait, pour la Prusse
seule, 11,915 en 1876, 16,251 en 1878; il y en a plus de 18,000 aujourd'hui. Malgré cette armée d'inspecteurs munis de verres grossis-
sants, malgré la crainte d'une forte amende ou d'une condamnation de
trois à six mois de prison, on compte chaque année de nombreux cas
de trichinose en Prusse; ainsi que nous l'avons dit plus haut, il y en a
eu 235 en 1878 dont 133 par des porcs dont la viande avait été exa-
minée au microscope. M. Silberschlæz a déclaré récemment que, malgré
l'inspection microscopique, il ne se passe pas un mois sans que les
journaux des provinces saxonnes ne parlent de cas de trichinose occasionnés par la consommation de viande de porc.

L'inspection microscopique ne suffit pas pour reconnaître tous les
porcs ou toutes les charcuteries trichineuses; toutes les chairs trichineuses ne sont pas criblées de ces parasites comme le sont les muscles des personnes qui sont mortes de la trichinose, ou ceux des lapins
qu'on a infectés à titre d'expérience. Il nous est arrivé à nous-même,
et même assez souvent, de faire 8, 10, 15 et même 20 préparations
avec une viande qu'on nous avait envoyée comme trichineuse, avant
de pouvoir mettre la main ou plutôt l'œil sur une seule trichine. Des faits analogues ont été signalés par MM. Dèle, Zippelius,
Heilemann, Feist, Baeblich et d'autres. — Quand un inspecteur ne fait
pour chaque porc que 3 préparations, au plus 5, et qu'il a 20 exper-
tises à faire à l'heure, 200 par journée de dix heures, comment veut-
on que quelques-uns de ces parasites microscopiques n'échappent pas

à ses investigations et que l'inspecteur ne déclare exempt de trichines un porc ou un jambon qui cependant est trichineux ? Si l'on ajoute qu'il y a parmi ces inspecteurs des hommes incompétents ou indifférents, qu'ils sont en général mal payés, ont hâte de faire beaucoup de besogne, on comprendra que nous considérions l'inspection microscopique comme souvent illusoire, que nous ne saurions la recommander comme mesure générale et obligatoire.

Nous avons demandé au Gouvernement de l'Alsace-Lorraine de la reléguer dans les abattoirs des grandes villes, en vue de juger le courant, pour y être facultatif et à la disposition des intéressés.

Nous passerons sous silence la question des femmes, que, dans beaucoup de localités on a chargées du service d'inspection ; on les a trouvées généralement plus patientes et surtout plus exactes. Nous ne dirons rien des primes que quelques pays ont données à l'inspecteur qui trouve un porc trichineux, ni des assurances mutuelles qui se sont établies et où le boucher paye un prix variant de 0.40 à 0.60 pour 100 de la valeur du porc et est indemnisé de cette valeur si le porc vient à être reconnu trichineux. Ce sont des moyens propres à faciliter les recherches des trichines, à les rendre plus complètes, mais ils ne corrigent pas ce que les chiffres et les faits cités plus haut ont démontré d'illusoire dans l'inspection microscopique. — Une inspection de ce genre occasionne des frais considérables qui ne sont peut-être pas en proportion du danger réel. Si au moins on généralisait la mesure, si partout on établissait l'inspection vétérinaire des boucheries et des abattoirs, si on l'appliquait à toutes les viandes, on arriverait à un résultat certain et on aurait créé une institution vraiment utile.

Pour se prémunir tout particulièrement contre le danger de trichinose qui pourrait venir d'Amérique et d'où, en effet, ces helminthes viennent en bon nombre, ainsi qu'on le sait depuis des années, on a préconisé dans ces derniers temps de borner l'inspection microscopique aux salaisons qui viennent de ce pays. Tandis que les uns voudraient que la visite fût faite chez les détaillants, d'autres, avec plus de raison, voudraient la voir entreprise dans les ports d'arrivée même. Ici encore les difficultés seront grandes ; on ne pourra pas se contenter de prendre quelques échantillons par caisse ou par baril ; il faut examiner, l'un après l'autre, chaque jambon, chaque épaule, chaque *back* ou filet, chaque bande de lard, longue ou courte (*long and short middles*) ; ces dernières sont toujours accompagnées de tissu musculaire. Il faut un grand personnel, compétent et consciencieux ; il faut bien du temps et de l'argent, et finalement la garantie sera loin d'être complète. A Hambourg où ce service existe depuis quelques années, où il y a 190 inspecteurs payés à la pièce, à raison de 10 pfennings $= 0^{fr}.125$, où en 1879 on a trouvé 1 pièce trichineuse sur 79 pièces visitées, soit 1.3 pour 100, l'on a encore retrouvé des pièces trichineuses dans les contre-visites ordonnées par la police ; on en a encore trouvé dans les pièces parties pour Lubeck, Dresde, Magdebourg, etc. Ainsi que nous l'avons dit au Congrès vétérinaire de Bruxelles de l'été dernier, où la question a été discutée, le timbre de visite d'un port de mer n'aura de valeur que s'il est prescrit par une convention internationale, et si l'État de chaque port prend pour ainsi dire la responsabilité de la visite microscopique. Des salaisons visitées au Havre ou à Bordeaux peuvent aller en Suisse, en Allemagne, en Belgique ; comme aussi des pièces visitées à Anvers pourraient aller en France, en Allemagne, etc.

Devant l'inefficacité de toutes ces mesures générales, quelles mesures y a-t-il à prendre ? Nous les avons indiquées dans le courant de notre travail. Nous avons dit que l'Allemagne méridionale, la France, d'autres pays encore, malgré l'afflux des viandes d'Amérique, ont été préservés de la trichinose, parce qu'on y a l'habitude de cuire la viande, et surtout celle du porc. Or, une température de 70 degrés tue sûrement les trichines, même celles qui sont enkystées. On dit bien que la cuisson outrée enlève de la qualité nutritive de la viande, qu'en coagulant par trop les albuminoïdes, on la rend moins facilement digestible. Tout cela est fondé, mais, en attendant, c'est une bonne habitude culinaire, qui est le meilleur préservatif contre la trichinose. C'est elle qui jusqu'ici a fourni l'immunité, car, encore une fois, les viandes ne sont pas plus trichineuses aujourd'hui qu'autrefois ; il n'y a pas eu de nouvelle invasion.

Ce système si simple a toujours été recommandé pour l'Alsace-

Lorraine par **M.** Wasserfuhr, le conseiller médical attaché à notre Gouvernement, ainsi que par nous, le conseiller vétérinaire; c'est celui que **M.** Lydtin a préconisé pour le duché de Bade, **M.** Bollinger pour la Bavière, **M.** Siegmund pour la Suisse. C'est ce système de s'aider soi-même que **MM.** Vallin et Bouley conseillent aujourd'hui de suivre en France, et jamais on n'aurait dû s'en départir. On dit que l'exécution de la prescription ne peut être surveillée, que la loi est sans pouvoir contre l'indifférence, la commodité ou l'ignorance de certaines gens. C'est possible, car la loi ne peut pas non plus empêcher un imbécile de tomber à l'eau. Ce que nous recommandons c'est le *Selbstschutz*, la mesure consistant à ce que chacun cherche à se protéger soi-même, qui, ici comme ailleurs, seconde le plus puissamment la police sanitaire. Une instruction populaire, très-courte, mais claire, ferait plus d'effet que toutes les mesures de rigueur; elle calmerait sûrement la panique que celles-ci n'ont pas su faire disparaître.

23865 PARIS. — Typographie de V^{os} RENOU, MAULDE, et COCK, rue de Rivoli, 144.